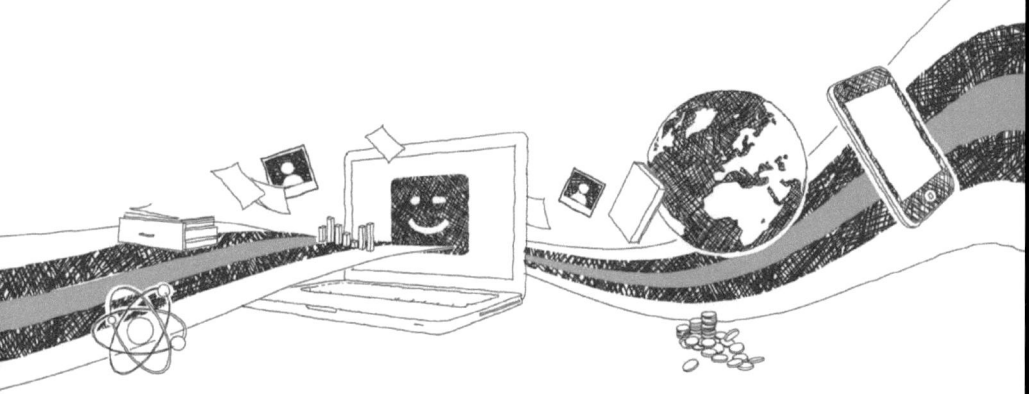

Bibliografische Information der Deutschen Nationalbibliothek:

Die Deutsche Bibliothek verzeichnet diese Publikation in der Deutschen National-
bibliografie; detaillierte bibliografische Daten sind im Internet über http://dnb.d-
nb.de/ abrufbar.

Impressum:

Copyright © 2015 GRIN Verlag, Open Publishing GmbH
Druck und Bindung: Books on Demand GmbH, Norderstedt Germany
ISBN: 978-3-668-04340-4

Dieses Buch bei GRIN:

http://www.grin.com/de/e-book/306266/entwicklung-eines-fragebogens-fuer-das-
betriebliche-gesundheitsmanagement

Moritz Wenninger

Entwicklung eines Fragebogens für das betriebliche Gesundheitsmanagement

Erfassung spezifischer Gesundheitsprobleme und Belastungsschwerpunkte

GRIN Verlag

Entwicklung eines Fragebogens für das betriebliche Gesundheitsmanagement

Erfassung spezifischer Gesundheitsprobleme und Belastungsschwerpunkte
in einem Musterunternehmen

Moritz Wenninger

2015

Inhaltsverzeichnis

1   Fragebogenentwicklung

1.1   Gewähltes Unternehmen für die Befragung

Bei dem gewählten Betrieb handelt es sich um ein Studio der Kette Kieser Training. Die Mission des Unternehmens besteht darin, den Körper des Kunden so zu kräftigen, dass er diesen ohne Einschränkungen im Alltag voll nutzen kann.

„Bei Kieser Training wird konzentriert und ohne Ablenkung trainiert. Musik, Wellnessbereich und Saftbar sucht man vergeblich. Wir möchten damit sagen: Die Idee von Kieser Training ist so einfach und klar, dass sich dies auf die Marke überträgt. Unsere Botschaft «Ja zu einem starken Körper» umschreibt unser Konzept kurz und knapp" (Kieser Training, 2015).

Nachfolgend eine Aufschlüsselung der dort Beschäftigten:

Tab. 1: Aufschlüsselung der Beschäftigten

Stellenbezeichnung	Personenanzahl	Hauptsächliche Tätigkeiten
Geschäftsführer	1	Marketing, Controlling, Personalplanung, Bürotätigkeiten
Betriebsleiter	3	Trainertätigkeit, Arbeitszeitplanung, Schulungen, Bürotätigkeit
Arzt	2	Beratung der Kunden
Therapeut	2	Trainertätigkeit
Trainer	7	Trainertätigkeit, Verkauf
Aushilfe	4	Trainertätigkeit
Reinigungskraft	1	Sauberkeit und Hygiene

Unter dem Aspekt des demographischen Wandels, aber auch der Zunahme von psychischen Belastungen (Zok, 2010, S. 10), plant der Betrieb die Einführung eines betrieblichen Gesundheitsmanagements (BGM), um so die Leistungsfähigkeit der Mitarbeiter zu erhalten und die Motivation zu erhöhen. In einem ersten Schritt soll nun neben der objektiven Auswertung der Fehlzeitenstatistik auch das subjektive Empfinden der Mitarbeiter hinsichtlich arbeitsbedingter gesundheitsbeeinflussender Faktoren mittels standardisiertem Fragebogen abgefragt werden, um so in einem weiteren Schritt geeignete Handlungsschwerpunkte anhand der Ergebnisse ableiten zu können.

1.2 Beinhaltete Items zur Abfrage arbeitsbedingter Faktoren

Dieser Fragebogen ist in Abbildung 1 dargestellt und verfolgt das Ziel, die spezifischen Belastungen am Arbeitsplatz mittels 20 geeigneter Items abzufragen.

„Unter Arbeitsbelastungen werden Faktoren verstanden, die von außen auf den Beschäftigten einwirken und je nach den individuellen Gegebenheiten unterschiedliche Auswirkungen haben können" (Zok, 2010, S. 44). Unterschiedliche Auswirkungen bedeutet, dass eine objektive Belastung, wie beispielsweise Lärm, den einen Beschäftigten extrem beanspruchen kann, ein anderer aber empfindet diese Belastung als kaum beanspruchend, da er Lärm zum Beispiel gewohnt ist.

Es lassen sich vier große Belastungskomplexe abgrenzen:

1   körperliche Belastungen

2   psychische Belastungen

3   Umgebungsbelastungen

4   Belastungen durch Unfallgefahren

Der Fragebogen soll diese Komplexe abdecken, wobei die Belastungen durch Unfallgefahren außen vor gelassen werden, da innerhalb des Kieser Training Studios kaum Unfallgefahren gegeben sind, weil es zum Beispiel nur Trainingsgeräte, jedoch keine Freihanteln gibt, die durch Fall verletzen könnten. Weiterhin gibt die Unfallstatistik Aufschluss darüber, dass innerhalb der letzten drei Jahre kein Betriebsunfall vorgelegen hat. Dafür wird der Komplex Sozial- und Organisationsklima mit aufgenommen, welcher zu den psychischen Belastungen gezählt werden kann, aber aufgrund seiner Komplexität einen eigenen Part einnehmen soll.

Der Fragebogen stellt ein kostengünstiges und effektives Erhebungsinstrument dar, welches drei Hauptfunktionen mit sich bringt (Belsch, 2015, S. 23 f.):

Diagnose- und Evaluationsfunktion → Erstbefragung als Ausgangsdiagnose

Interventionsfunktion → Transport von Dialog und neuen Themen in die Organisation

Kontrollfunktion → Überprüfung betrieblicher Maßnahmen durch Folgeerhebungen

Tab. 2: Fragebogen zu arbeitsbedingten gesundheitsbeeinflussenden Faktoren

1 Wie beurteilen Sie im Allgemeinen Ihren Gesundheitszustand?	Sehr gut	O	1
	Gut	O	2
	Zufriedenstellend	O	3
	Weniger gut	O	4
	Schlecht	O	5

In welchem Ausmaß belasten Sie folgende Dinge während der Arbeit?	Gar nicht	weniger	Teils/ Teils	eher	stark
Bitte entsprechendes Feld ankreuzen	1	2	3	4	5
Komplex 1: Körperliche Belastungen					
2 Ständiges Stehen					
3 Ständiges Sitzen					
4 Zwangshaltungen					
5 Schwere körperliche Arbeit					
Komplex 2: Psychische Belastungen					
6 Ständige Aufmerksamkeit / Konzentration					
7 Termin- und Leistungsdruck					
8 Unterbrechungen bei der Arbeit					
9 Hohe Verantwortung					
Komplex 3: Sozial- & Organisationsklima					
10 Mangelhafte Kommunikation im Betrieb					
11 Mangelhafte Zusammenarbeit untereinander					
12 Kontrolle durch Vorgesetzte					
13 Schichtarbeit					
Komplex 4: Umgebungsbelastungen					
14 Kälte					
15 Lärm					
16 Hitze					
17 Staub und Schmutz					

18 Wie häufig belasten Sie gesundheitliche Beschwerden (Rücken- und Kopfschmerzen, Verspannungen) während der Arbeit?	Sehr selten	O	1
	Selten	O	2
	Manchmal	O	3
	Häufig	O	4
	Sehr häufig	O	5

19 Geschlecht	Männlich	O
	Weiblich	O

20 In welche Altersklasse fallen Sie?	18-29	O
	30-65	O

Der oben abgebildete Fragebogen wird nach erfolgter Freigabe durch den Geschäftsführer allen Mitarbeitern, welche oben näher aufgeschlüsselt sind, ausgehändigt. Zuvor wurde in einer Teamsitzung die gesamte Belegschaft über den Sinn und Zweck des Erhebungsinstruments aufgeklärt und auftretende Fragen beantwortet.

Die Teilnahme ist freiwillig und anonymisiert, wobei die ausgefüllten Fragebögen in einer abgeschlossenen Box abgegeben werden. Die Auswertung erfolgt mittels deskriptiver Statistik, welche unter Punkt 2 genauer veranschaulicht wird. Im Folgenden soll nun der inhaltliche Aufbau begründet werden.

1.3 Begründung des inhaltlichen Aufbaus

Der Fragebogen ist mit seinen zwanzig Items relativ knapp gehalten, um einen groben ersten Eindruck bzw. eine Eingangsdiagnose über arbeitsbedingte gesundheitsbeeinflussende Faktoren zu erhalten.

Zu Beginn wird mit Item 1 **„Wie beurteilen Sie im Allgemeinen Ihren Gesundheitszustand?"** generell erst einmal die Belegschaft gefragt, wie die einzelnen Personen im Großen und Ganzen selbstreflektiert ihren Gesundheitszustand einschätzen, um überhaupt einmal zu sehen, ob denn überhaupt Handlungsbedarf besteht.

Als **Skalierung der Items**, außer bei Item 19 und 20, wurde eine Art Schulnoten Abstufung vorgenommen, da diese für Personen, die im Ausfüllen von Fragebögen ungeübt sind, eine schnelle und präzise Einschätzung ermöglichen (Stalzer, 2007, S. 120). Weiterhin wird mit der Schulnote 3 (teils/teils) den Befragten die Möglichkeit eingeräumt, ihre Antwort mittig zu platzieren, ohne genötigt zu sein, sich klar für eine Seite auszusprechen. Die Komplexe 1 bis 4 sind bewusst hintereinander angeordnet, damit die Befragten gedanklich nicht zu oft zwischen verschiedenen Antwortformaten hin und her wechseln müssen (Seitz, 2010, S. 120). Weiterhin sind alle Items innerhalb dieser Komplexe so formuliert, dass sie eben mit genau derselben Skalierung von gar nicht bis hin zu stark allesamt beantwortet werden können. Letztlich hat diese Schulnoten Skalierung auch für die Ergebnispräsentation einen Vorteil und zwar den, dass Ergebnisse, die einen hohen Durchschnitt aufweisen, also Richtung Note 5 sich bewegen, auch negativ interpretiert werden können, da stets starke Belastung (Komplexe 1 - 4), sehr häufige Beschwerden (Item 18) oder ein schlechter Gesundheitszustand (Item 1) mit dem Zahlenwert bzw. der Note 5 bedacht wurden.

Zu den vier Belastungskomplexen ist zu sagen, dass sie sich alle an den in den Jahren von 2004 bis 2009 durchgeführten Befragungen von 28.223 Mitarbeitern aus 147 Betrieben verschiedener Wirtschaftsbranchen, bzw. deren meist genannten Belastungen orientieren (Zok, 2010, S. 6 f.). So kristallisierten sich für jeden einzelnen Komplex durch diese durchgeführten Befragungen eben die meistgenannten Belastungen heraus, welche nun auch in obigem Fragebogen Einzug finden, da es weniger Sinn macht, Belastungen abzufragen, die sehr selten nur genannt werden.

Komplex 1 behandelt die körperlichen Belastungen. Dieser Bereich wird abgefragt, da unter anderem Zwangshaltungen und körperlich schwere Arbeit als wissenschaftlich gesicherte arbeitsbezogene Risikofaktoren für unspezifische Rücken- und Nackenschmerzen gelten (Bödeker & Barthelmes, 2011, S. 23 ff.). Weiterhin bergen ständiges Stehen und jahrelanges falsches Sitzen Gesundheitsrisiken, wie zum Beispiel Beschwerden im Rücken und im Schulter- und Nackenbereich, sowie Bandscheibenschäden, die auf hohe Belastungen der Wirbelsäule und Muskeln des Halteapparates zurück zu führen sind (Mall, 1994, S. 64).

Da die enge Verzahnung von Körper und Psyche eine maßgebliche Rolle bei der Entstehung von körprlichen Beschwerden einnimmt, muss auch das psychische Befinden bzw. die psychischen Belastungen der Mitarbeiter innerhalb des **zweiten Komplexes** abgefragt werden. So lassen beispielsweise ständige Aufmerksamkeit in Verbindung mit geringer Wertschätzung der eigenen Leistung auf Dauer die Motivation fallen und beeinträchtigen das psychische Wohlbefinden. Zusammenfassend lässt sich festhalten, dass sich über alle Betriebe und Branchen hinweg eine starke Zunahme von Arbeitsintensität und Zeitdruck abzeichnet, wobei Stress und Arbeitshetze mittlerweile auch ein in der Öffentlichkeit beachtetes Alltagsproblem geworden sind. Daher muss für ein umfassendes Belastungsverständnis, das der Vielfalt heutiger Belastungen in der Arbeitswelt und auch psychischen Belastungen als Handlungsproblem gerecht wird, geworben werden (Fergen & Kurzer, 2005, S. 2).

Emotionale Arbeitsbelastungen, wie sie im Sozialkontext oder innerhalb der Organisation auftreten, haben vor allem Auswirkungen auf die psychische Gesundheit, psychische Erkrankungen und natürlich auch auf die Arbeitsfähigkeit und das Wohlfühlen am Arbeitsplatz (Schwartz, 2010, S. 380). **Komplex 3** deckt den Bereich des Sozial & Organisationsklimas ab. So beeinflusst das Organisationsklima maßgeblich das psychische Befinden, denn im Betrieb verbringt man einen Großteil seiner Lebenszeit. Klappt dort die Kommunikation nicht, oder fühlt man sich stets kontrolliert und von Zeitdruck verfolgt, so schlägt sich dies schnell in der Psyche nieder.

Hingegen haben physische Arbeitsbelastungen vor allem Auswirkungen auf die körperliche Gesundheit, Arbeitsfähigkeit und das Wohlfühlen am Arbeitsplatz (Schwartz, 2010, S. 380). So tragen die in **Komplex 4** abgefragten Umwelteinflüsse zum individuellen Wohlbefinden und Beschwerdeempfinden bei. So können sich Schmerzen bei Kälte und damit verbundenem Unwohlsein noch stärker bemerkbar machen. Da auch Zugluft und Kälte häufig als beanspruchend von den Mitarbeitern empfunden wurden, gilt es auch diesen Bereich abzufragen.

Item 18 fragt die auftretende Häufigkeit von Verspannungen bzw. Kopf- und Rückenschmerzen ab, da diese „ein besonders häufiger Grund für die Inanspruchnahme des medizinischen Versorgungssystems, Arbeitsunfähigkeit und Renten wegen teilweiser oder voller Erwerbsminderung" (Raspe, 2012, S. 7) sind und weiterhin die zweithäufigste Einzeldiagnose an AU Tagen und AU Fällen darstellen (Meyer, Mpairaktari & Glushanok, 2013, S. 293) und diese mit steigendem Alter immer häufiger beklagt werden (Zok, 2010, S. 79).

Neben den oben genannten physischen Umgebungsfaktoren gibt es auch personale Faktoren, die neben den Lebensgewohnheiten und der genetischen Disposition vor allem das Alter und Geschlecht berücksichtigen sollten und dementsprechend abgefragt werden (Oldenburger, 2015, S. 83).

Mit den Variablen Alter und Geschlecht beschäftigen sich abschließend die letzten beiden Items, da diese dazu dienen „die Befragten bei der anonymisierten Datenanalyse in bestimmte Gruppen einteilen zu können, um vergleichende Aussagen über Teilgruppen der Mitarbeiter ntreffen zu können" (Zok, 2010, S. 27).

1.4 Zielsetzungen des Erhebungsinstruments

Das Ziel des Erhebungsinstruments ist es, eine Eingangsdiagnose innerhalb des Betriebes hinsichtlich gesundheitsbeeinflussender Faktoren zu stellen, um so den aktuellen Ist Zustand abzufragen, aber auch einen Ausgangspunkt zu setzen, der als Vergleich für Folgeerhebungen dient. Letztlich sind diese durch den Fragebogen aufgedeckten Stärken und Schwächen des Unternehmens die Grundlage für die Ableitung konkreter Maßnahmen, um so die Gesundheitsförderung aufzubauen.

Zusammengefasst die möglichen Einsatzzwecke der Mitarbeiterbefragung, wovon die primären oben bereits gelistet wurden:

Mitarbeiterbefragungen sind kein Selbstzweck. Sie sollten immer eingebettet sein in Prozesse der Organisationsentwicklung. Mitarbeiterbefragungen kommen oft zum Einsatz um:

- Stärken und Verbesserungspotenziale der Behörde herauszufinden

- Arbeitsabläufe zu optimieren

- Führung, Zusammenarbeit und Kommunikation zu verbessern

- Fehlzeiten zu senken

- Angebote zur Gesundheitsförderung aufzubauen

- Das Betriebsklima zu verbessern

- Die Zufriedenheit am Arbeitsplatz zu erhöhen

- Die Wirksamkeit durchgeführter Veränderungen zu überprüfen

Abb. 1: Einsatzzwecke der Mitarbeiterbefragung (Unfallkasse des Bundes, 2015, S. 9)

Mitarbeiterbefragungen sollten unter Beachtung methodischer, organisatorischer und rechtlicher Rahmenbedingungen durchgeführt werden und liefern dabei Informationen über Einstellungen, Erwartungen und Bedürfnisse der Mitarbeiter (Zok, 2010, S. 14). Abschließend die sich ergebenden Chancen und Grenzen der Mitarbeiterbefragung (Unfallkasse des Bundes, 2015, S. 9).

Tab. 3: Chancen und Grenzen der Mitarbeiterbefragung (Unfallkasse des Bundes, 2015, S. 9)

Chancen	Grenzen
Ist Analyse zur Ableitung von Maßnahmen	Erfahrung und Methodenkompetenz nötig
Befragung liefert Kennzahlen	Rückschlüsse auf Einzelnes unmöglich
Vergleichsmöglichkeit	Dokumentation von Missständen nicht Ursachen
Befragung als Kommunikationsförderung	
Akzeptanz gegenüber Veränderungen	

Besonders interessant ist hier die Chance der Vergleichsmöglichkeit, da der Fragebogen in gleicher Form in verschiedenen Betrieben einer Kette zum Einsatz kommen könnte und so der direkte Vergleich dieser Betriebe möglich wäre. Weiterhin sei nochmals auf die drei Hauptfunktionen des Fragebogens auf Seite 4 verwiesen.

2 Auswertung der Mitarbeiterbefragung

2.1 Vorgehensweise

Das Antwortverhalten der befragten Personen wird als prozentualer Anteilswert eines Items dargestellt und wo sinnvoll noch der Mittelwert angegeben. Weiterhin werden teilweise Gruppen gebildet, um so noch einmal hinsichtlich Geschlecht und Alter im Sinne des demographischen Wandels vergleichen zu können. Ergebnisse werden auf eine Nachkommastelle gerundet.

2.2 Ergebnisse

Bevor nun die Ergebnisse präsentiert werden, noch eine Aufschlüsselung der Befragten hinsichtlich der zwei Altersklassen und des zugehörigen Geschlechts:

	♂	♀
Insgesamt Befragte	10	10
Befragte im Alter von 18-29	6	4
Befragte im Alter von 30-65	4	6

Nachfolgend nun die Ergebnisse, welche unter Punkt 2.3 näher diskutiert werden und unter Punkt 3 dann aus diesen Ergebnissen Handlungsschwerpunkte abgeleitet werden. Zuerst kommt die prozentuale Häufigkeit der gegebenen Antworten eines jeden Items und dann am Ende der vier Belastungskomplexe die gegebenen durchschnittlichen Antworten der einzelnen enthaltenen vier Items.

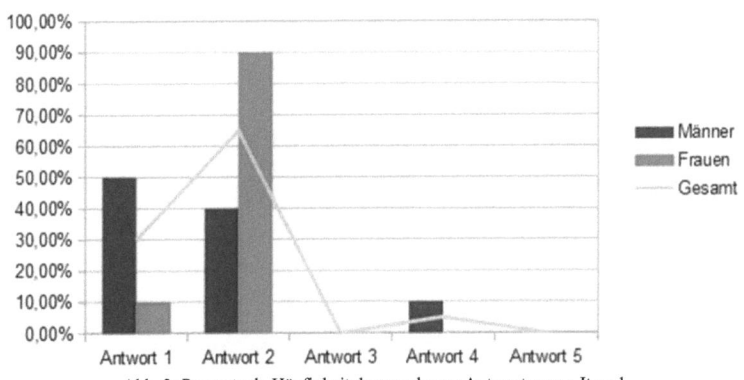

Abb. 2: Prozentuale Häufigkeit der gegebenen Antworten von Item 1

Man erkennt, dass 50 % der Männer und 10 % der Frauen für Antwort 1, also eine sehr gute Beurteilung ihres Gesundheitszustandes, gestimmt haben. Weitere 40 % der Männer und ganze 90 % der Frauen beurteilten ihren Gesundheitszustand als gut. Die gelbe Linie „Gesamt" ergibt sich jeweils aus der Hälfte der addierten Prozente einer jeden Antwort, da ja genau zehn Männer und auch zehn Frauen befragt wurden. Also geben Antwort 2, einen guten Gesundheitszustand insgesamt 65 % der Befragten an (130 % : 2). Weitere 30 % aller Befragten halten ihren Gesundheitszustand für sehr gut und nur 5 %, also eine einzige männliche Person, beurteilt ihren Gesundheitszustand mit weniger gut.

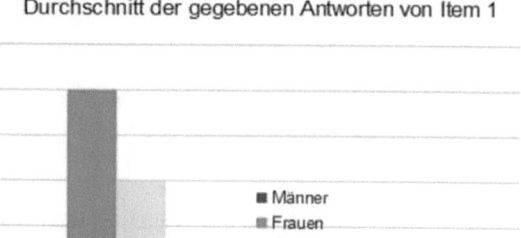

Abb. 3: Durchschnitt der gegebenen Antworten von Item 1

Im Durchschitt geben die befragten Männer die Antwort mit einem Zahlenwert von 1,7 an, was zwischen der Beurteilung sehr gut und gut liegt. Die befragten Frauen geben im Durchschnitt einen Zahlenwert von 1,9 an, was einem guten Gesundheitszustand entspricht. Insgesamt betrachtet ergibt sich somit ein Wert von 1,8 was einem guten Gesundheitszustand entspricht mit Potenzial Richtung sehr gut. Beide Geschlechter geben im Durchschnitt also einen recht identischen Eindruck ihres Gesundheitszustandes ab.

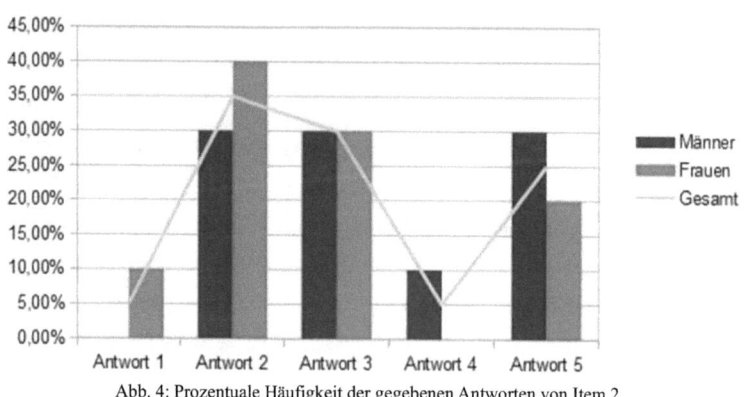

Abb. 4: Prozentuale Häufigkeit der gegebenen Antworten von Item 2

Zu erkennen ist, dass 40 % der Männer und 30 % der Frauen ständiges Stehen als weniger belastend empfinden, aber dennoch insgesamt 30 % der Befragten ständiges Stehen als teilweise belastend empfinden und ein Viertel aller Befragten ständiges Stehen als stark belastend empfindet.

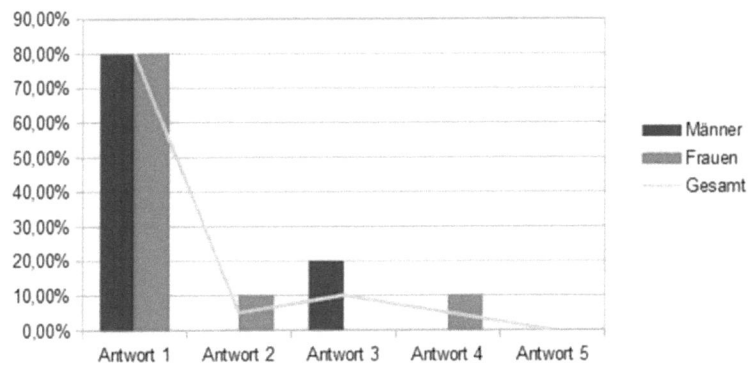

Abb. 5: Prozentuale Häufigkeit der gegebenen Antworten von Item 3

Bei Item 3, der Belastung durch ständiges Stehen, ist zu erkennen, dass sich der Großteil der Befragten, nämlich 80 % gar nicht belastet fühlt.

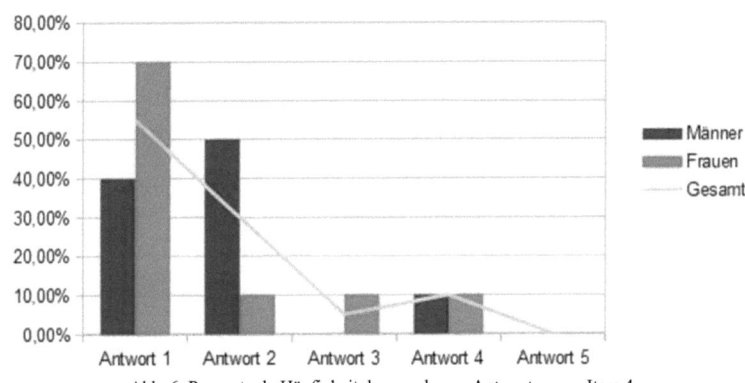

Abb. 6: Prozentuale Häufigkeit der gegebenen Antworten von Item 4

Erkenntlich wird, dass auch hier ein Großteil, nämlich 55 % gar nicht und 30 % aller Befragten sich weniger durch Zwangshaltungen belastet fühlen. Lediglich zwei Personen antworteten mit der Option eher belastet durch Zwangshaltungen.

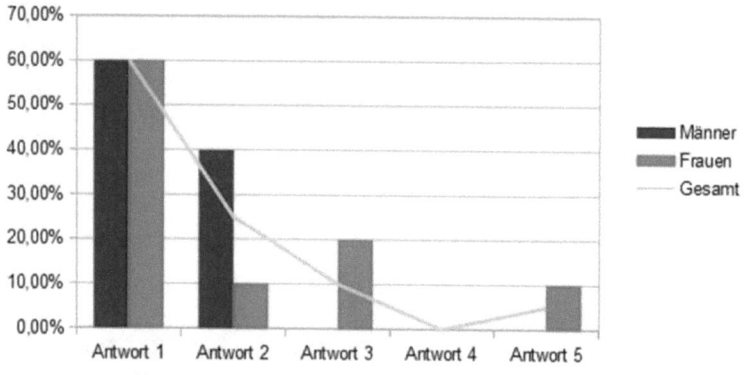

Prozentuale Häufigkeit der gegebenen Antworten von Item 5

Abb. 7: Prozentuale Häufigkeit der gegebenen Antworten von Item 5

Auch durch schwere körperliche Arbeit fühlen sich insgesamt 60 % gar nicht und 25 % weniger belastet. Lediglich eine weibliche Person fühlt sich durch schwere körperliche Arbeit stark belastet.

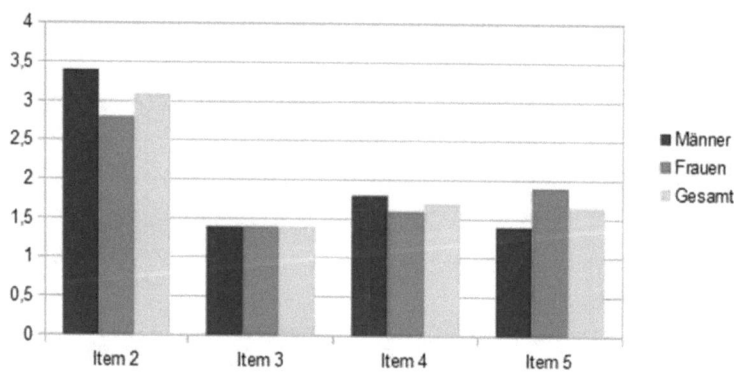

Durchschnittliche gegebene Antworten Komplex 1: Körperliche Belastungen

Abb. 8: Durchschnittlich gegebene Antworten Komplex 1: Körperliche Belastungen

Abschließend in obiger Grafik zusammengefasst die durchschnittlich gegebenen Antworten des ersten Komplexes der körperlichen Belastungen. Hier kommt der Vorteil des Schulnoten Systems bei der Skalierung der Items zum Tragen, da sofort ersichtlich ist, dass die Durchschnitte von den Items 3 bis 5 unter dem Zahlenwert 2 liegen und somit im Schnitt davon ausgegangen werden kann, dass diese abgefragten Items die Befragten insgesamt weniger belasten. Deutlich ins Auge fällt hingegen, dass Item 2, das ständige Stehen, im Schnitt mit („Note") 3,1 bewertet wird, was bedeutet, dass ständiges Stehen zumindest teilweise die Befragten belastet, wobei Männer sich etwas mehr als Frauen davon belastet fühlen.

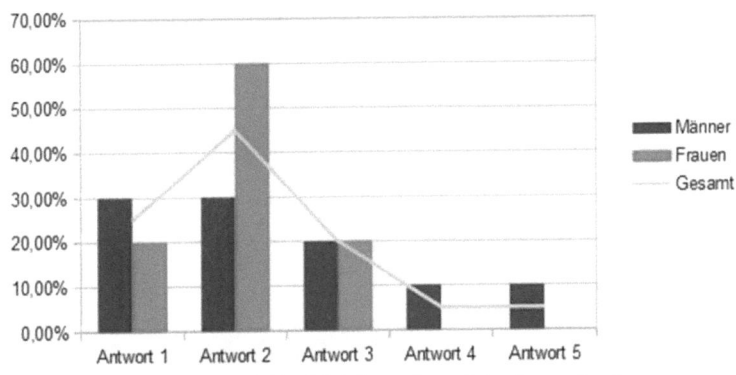

Abb. 9: Prozentuale Häufigkeit der gegebenen Antworten von Item 6

Zu erkennen ist, dass ständige Aufmerksamkeit und Konzentration insgesamt 70 % gar nicht und weniger belasten. Lediglich zwei Männer geben hier eher und stark belastend an. Die weiblichen Befragten geben mit 80 % gar nicht bzw. weniger an.

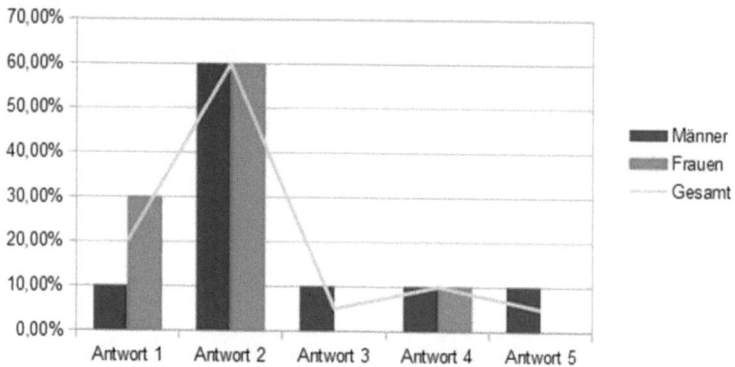

Prozentuale Häufigkeit der gegebenen Antworten von Item 7

Abb. 10: Prozentuale Häufigkeit der gegebenen Antworten von Item 7

Auch hier ist zu sagen, dass 80 % aller Befragten Termin- und Leistungsdruck als gar nicht bzw. weniger belastend einstufen.

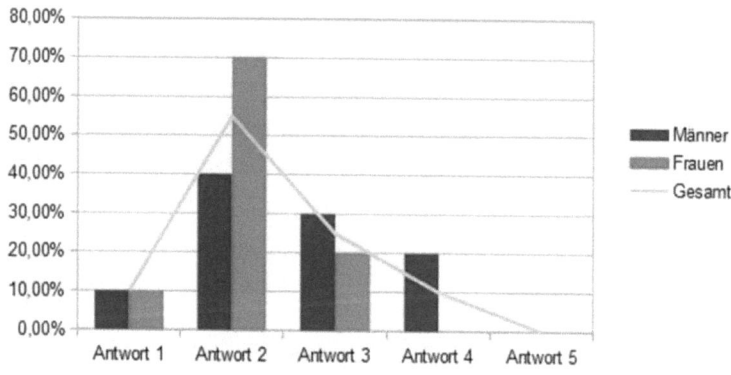

Prozentuale Häufigkeit der gegebenen Antworten von Item 8

Abb. 11: Prozentuale Häufigkeit der gegebenen Antworten von Item 8

Hinsichtlich Unterbrechungen bei der Arbeit ist festzuhalten, dass hier 70 % der befragten Frauen und 40 % der befragten Männer sich weniger belastet fühlen und lediglich zwei Männer sich eher belastet fühlen.

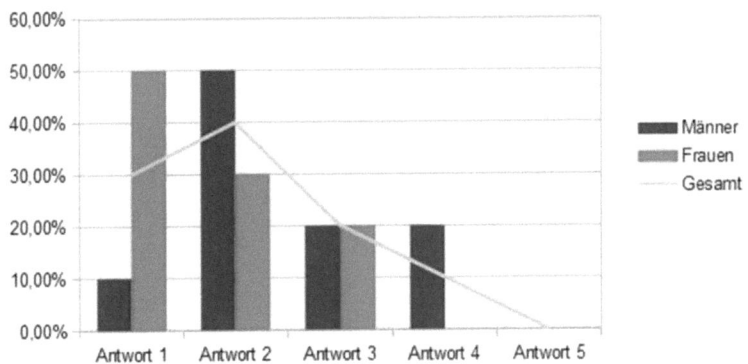

Abb. 12: Prozentuale Häufigkeit der gegebenen Antworten von Item 9

Zur Belastung durch hohe Verantwortung ist zu sagen, dass 70 % der Befragten sich gar nicht und weniger dadurch belastet fühlen. Nur zwei Männer fühlen sich eher belastet.

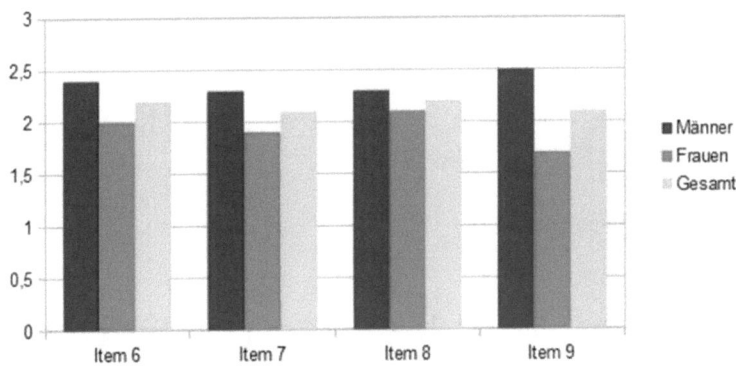

Abb. 13: Durchschnittliche gegebene Antworten Komplex 2: Psychische Belastungen

Innerhalb des zweiten Komplexes liegt die durchschnittlich gegebene Antwort aller Befragten innerhalb es Zahlenwertes 2,1 bis 2,2 bei allen vier Items. Das bedeutet, alle Befragten fühlen sich im Schnitt betrachtet von den vier Items weniger belastet.

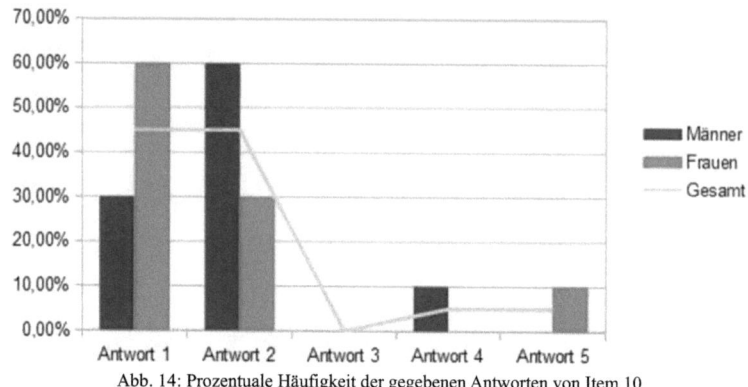

Prozentuale Häufigkeit der gegebenen Antworten von Item 10

Abb. 14: Prozentuale Häufigkeit der gegebenen Antworten von Item 10

Im Schnitt fühlen sich 90 % aller Befragten gar nicht oder weniger von mangelhafter Kommunikation im Betrieb belastet, anscheinend klappt diese. Lediglich ein Mann und eine Frau geben hier eher bzw. stark belastet an.

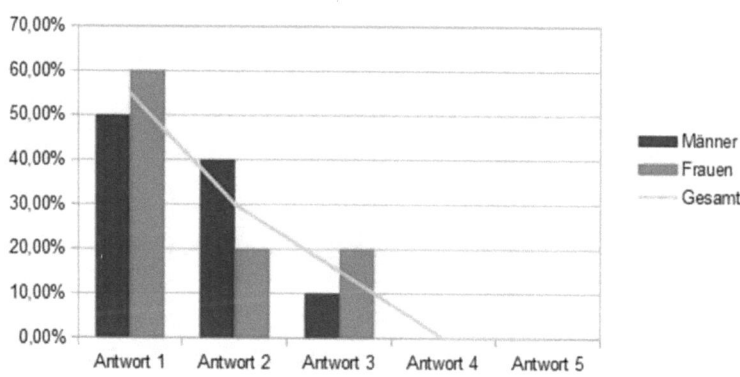

Prozentuale Häufigkeit der gegebenen Antworten von Item 11

Abb. 15: Prozentuale Häufigkeit der gegebenen Antworten von Item 11

Ebenfalls fühlen sich 85 % der Befragten gar nicht und weniger belastet durch mangelhafte Zusammenarbeit untereinander. Das lässt darauf schließen, dass das zusammen Arbeiten größtenteils harmoniert.

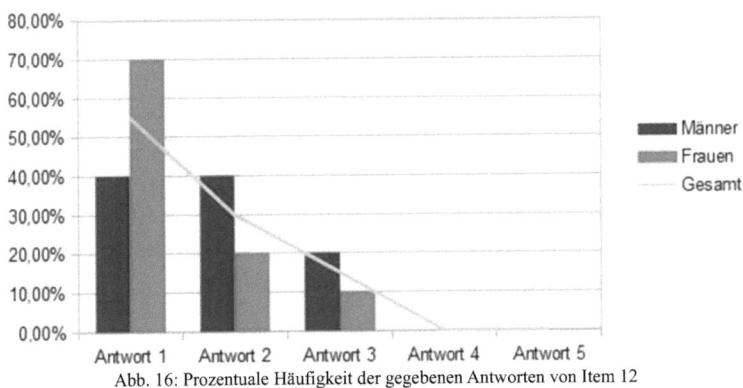

Prozentuale Häufigkeit der gegebenen Antworten von Item 12

Abb. 16: Prozentuale Häufigkeit der gegebenen Antworten von Item 12

Durch die Kontrolle von Vorgesetzten fühlen sich besonders die Frauen mit 70 % gar nicht belastet, aber auch insgesamt betrachtet geben 85 % hier gar nicht bzw. weniger belastet an.

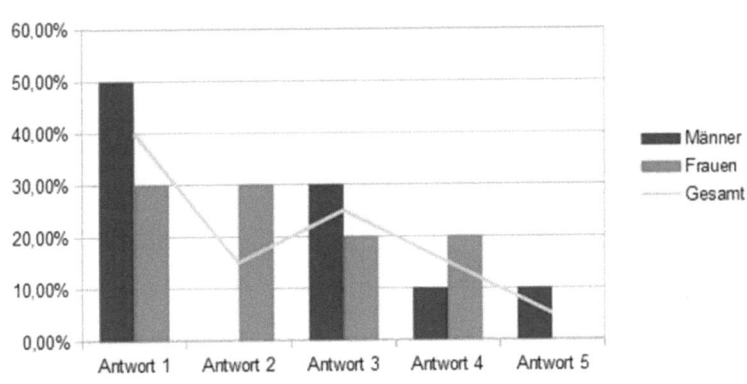

Prozentuale Häufigkeit der gegebenen Antworten von Item 13

Abb. 17: Prozentuale Häufigkeit der gegebenen Antworten von Item 13

Schichtarbeit hingegen wird immerhin von 20 % also einem Fünftel der Befragten als eher bzw. stark belastend angegeben. Dabei fällt auf, dass 50 % der Männer dies als gar nicht belastend empfinden.

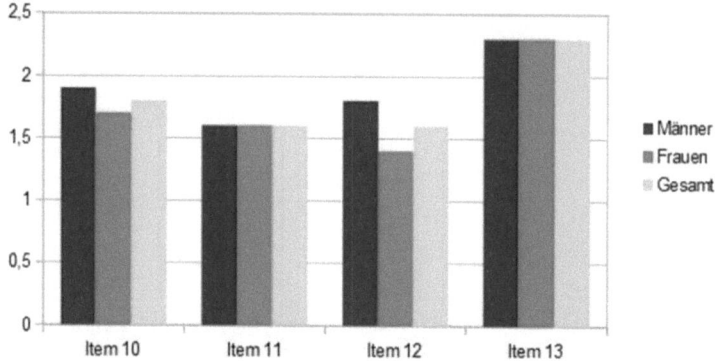

Abb. 18: Durchschnittliche gegebene Antworten Komplex 3: Sozial- & Organisationsklima

Auch hier halten sich die Werte recht nahe an der „Note" 2, was bedeutet, dass inner-halb dieses Belastungskomplexes im Schnitt die Befragten eher weniger belastet wer-den. Lediglich Item 13 sticht etwas heraus, die Schichtarbeit, hält sich mit dem Wert von 2,3 aber dennoch in Grenzen.

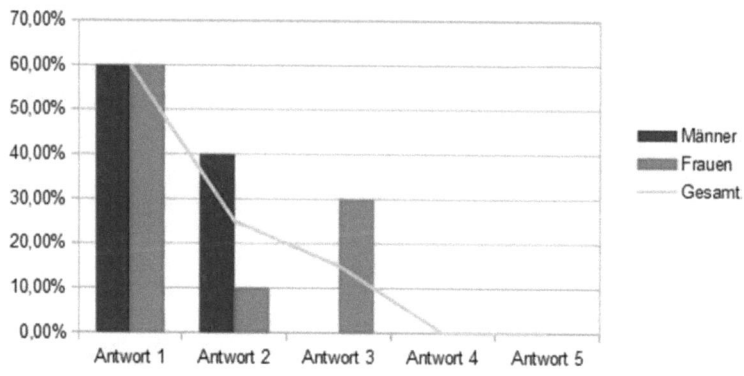

Abb. 19: Prozentuale Häufigkeit der gegebenen Antworten von Item 14

Durch Kälte fühlen sich 85 % gar nicht bzw. weniger belastet, nur 30 % der Frauen ge-ben hier eine teilweise vorliegende Beanspruchung an.

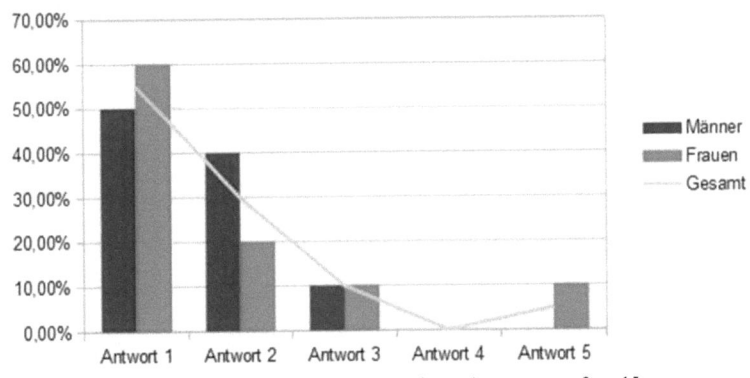

Prozentuale Häufigkeit der gegebenen Antworten von Item 15

Abb. 20: Prozentuale Häufigkeit der gegebenen Antworten von Item 15

Durch Lärm fühlen sich auch nur wenige, nämlich 85 % gar nicht bzw. weniger belastet. Lediglich eine weibliche Person fühlt sich stark belastet.

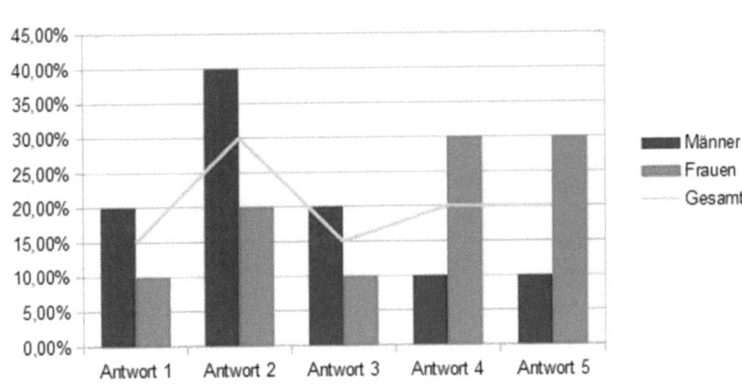

Prozentuale Häufigkeit der gegebenen Antworten von Item 16

Abb. 21: Prozentuale Häufigkeit der gegebenen Antworten von Item 16

Hitze hingegen empfinden 40 % der Befragten als eher und stark belastend, wobei die Frauen dies deutlich öfter angeben. Männer hingegen gaben mit 40 % deutlich öfter Antwort 2, weniger belastend an.

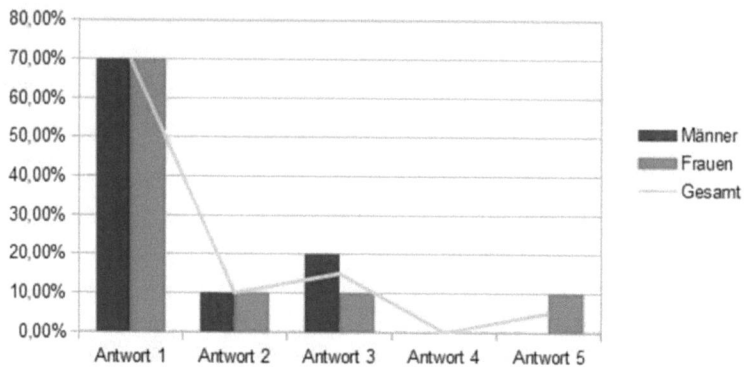
Abb. 22: Prozentuale Häufigkeit der gegebenen Antworten von Item 17

Von Staub und Schmutz fühlen sich 70 % der Befragten gar nicht belastet, wobei eine Frau sich stark belastet davon fühlt.

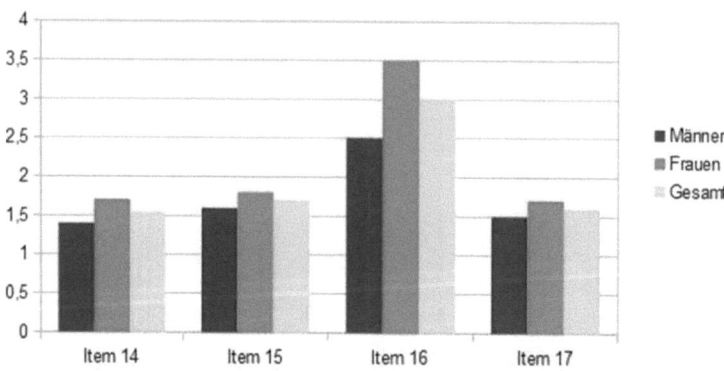
Abb. 23: Durchschnittlich gegebene Antworten Komplex 4: Umgebungsbelastungen

Die Grafik gibt Aufschluss darüber, dass die Umgebungsbelastungen allesamt unterhalb der „Note" 2 liegen und somit weniger bis gar nicht belasten, ausgenommen Item 16, die Umgebungsbelastung Hitze sticht mit dem Durchschnitt von 3,0 heraus, was bedeutet zumindest teilweise belastend im Schnitt für die Befragten.

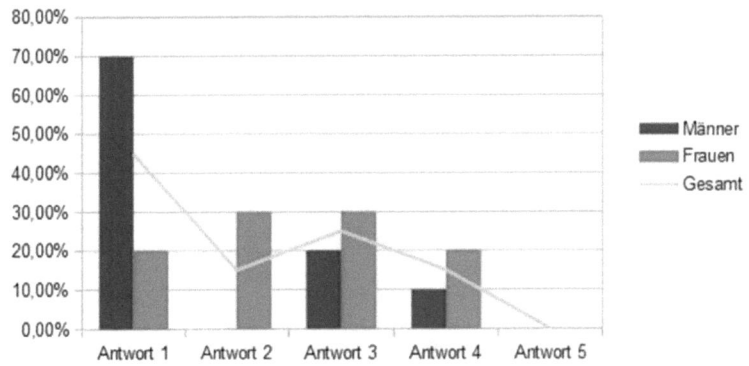

Abb. 24: Prozentuale Häufigkeit der gegebenen Antworten von Item 18

Hier ist zu erkennen, dass 40 % der Befragten zumindest teilweise durch Rücken- und Kopfschmerzen bzw. Verspannungen belastet werden. Auffällig ist, dass 70 % der Männer sich dadurch gar nicht belastet fühlen und die Frauen bei jeder anderen Antwortmöglichkeit öfter zustimmen.

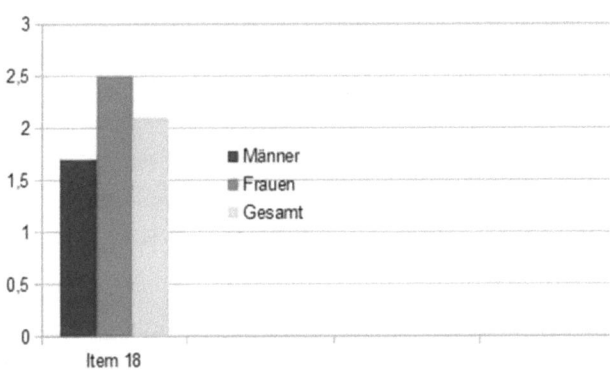

Abb. 25: Durchschnittliche gegebene Antworten von Item 18

Insgesamt betrachtet jedoch geben alle Befragten die Antwort 2,1 also weniger belastend an, wobei die Frauen durchschnittlich zu 2,5 also Richtung teils tendieren.

2.3 Zusammenfassung

Nachfolgend nun noch einmal eine zusammenfassende Grafik mit den durchschnittlich gegebenen Antworten aller Befragten für alle vier Belastungskomplexe und deren 16 Items:

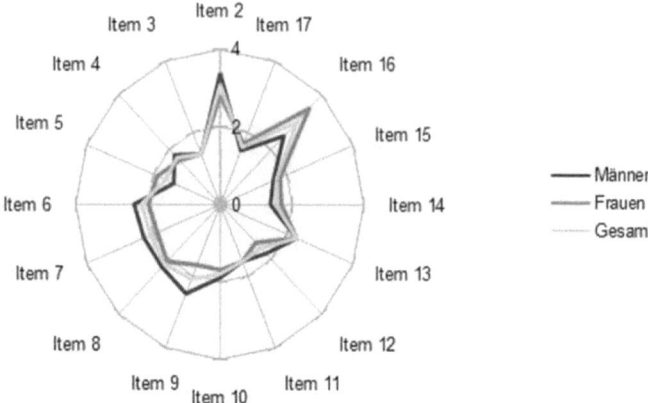

Abb 26: Durchschnittlich gegebene Antworten aller Befragten der vier Belastungskomplexe

Hier kommt wieder die Skalierung nach Schulnoten zum Tragen, je weiter die Linie Richtung Kreisrand ausschlägt, desto mehr fühlen sich die Befragten belastet. Ist die Linie hingegen näher am Kreismittelpunkt, so fühlen sich die Befragten kaum belastet.

Ins Auge fallen die drei Ausschläge von Item 2 und Item 16, aber auch Item 13.

So wurde Item 2, das ständige Stehen im Schnitt von allen Befragten mit Antwort 3,1, also teilweise belastend, beantwortet. Item 16, die Umgebungsbelastung Hitze wurde im Schnitt mit 3,0, also auch teilweise belastend, beantwortet. Item 13, die Schichtarbeit wurde im Schnitt mit 2,3 bewertet und damit als weniger belastend, aber eben nicht völlig unbedeutend.

Am unterschiedlichsten bewerten die beiden Geschlechter Item 2, 9 und 16.

Tab. 5: Meist abweichende durchschnittliche Beantwortung der Geschlechter

Item	Ø Antworten der Männer	Ø Antworten der Frauen
Item 2: Ständiges Stehen	3,4	2,8
Item 9: Hohe Verantwortung	2,5	1,7
Item 16: Hitze	2,5	3,5

2.4 Diskussion und Kritik

Teilweise fühlen sich einzelne Befragte viel mehr belastet, als andere bzw. weichen stark vom Durchschnitt ab. So zum Beispiel bei Item 5, wo sich nur eine weibliche Person stark durch schwere körperliche Arbeit beansprucht fühlt. Da die Befragung ja anonym gestaltet wird, ist es nicht möglich, herauszufinden, welche Person diese Antwort gab und ihr so eventuell individuell Unterstützung geben zu können. Selbiges gilt für Item 10, wo sich die Mehrheit durch mangelhafte Kommunikation gar nicht oder weniger belastet fühlt, außer eine Frau und ein Mann.Weiterhin scheint es geschlechtsspezifische Unterschiede zu geben, so empfinden Kälte (Item 14) 30 % der befragten Frauen als teilweise belastend, wohingegen die Männer allesamt gar nicht bzw. weniger belastend angeben. Auch Hitze (Item 16) beklagen 60 % der befragten Frauen als eher bzw. stark belastend. „Die Geschlechtsunterschiede werden zum Teil sowohl mit einer größeren Schmerzsensibilität der Frauen als auch mit geschlechtstypischen beruflichen Belastungsunterschieden bei höheren körperlichen Belastungen der Männer und höheren repetitiven Hand-Arm-Belastungen der Frauen erklärt" (Hartmann & Seidel, 2013, S. 65). Die Frauen fühlen sich deutlich mehr durch Kopf- und Rückenschmerzen sowie Verspannungen beansprucht wie Item 18 deutlich macht. Auch Zok (2010, S. 81) konnte eine Häufung gesundheitlicher Beschwerden bei den Frauen feststellen. Kritisch anzumerken ist, dass man den Fragebogen im Optimalfall den Tätigkeitsfeldern zuordnet, also einen Fragebogen ganz spezifisch für eine Abteilung erstellt, zum Beispiel eben nur für die Trainer, da wenn man stehende Trainer befragt und hauptsächlich sitzende Geschäftsführer, so ergibt sich ein widersprüchliches Bild bzgl. bestimmter Belastungen.

Sind die Tätigkeitsfelder also zu heterogen, sollte über getrennte Fragebögen nachgedacht werden, oder nach Abteilungen getrennt ausgewertet werden. Weiterhin ist eine Befragung von nur 20 Personen bedingt aussagekräftig, da wenige einzelne extreme

Antworten schon ausreichen, um die Ergebnisse zu verzerren. Angemerkt wurde von zwei Befragten, die Antwortmöglichkeit „nicht zutreffend" bei den vier Belastungskomplexen zu ergänzen, da gewisse Belastungen schlicht einfach gar nicht auftreten. Dagegen zu halten sei, dass dies eben nur deren subjektive Meinung ist und nicht auftretende Belastungen eben mit „gar nicht" als erlebtes Empfinden beurteilt werden können. Im Folgenden sollen nun Handlungsschwerpunkte, die sich aus den Ergebnissen der Befragung herauskristallisieren, abgeleitet und nach Priorität sortiert werden.

3   Ableitung von Handlungsschwerpunkten

Im Großen und Ganzen geht es den Befragten gesundheitlich gesehen ohnehin relativ gut, siehe Item 1, wo durchschnittlich Antwort 1,8 gegeben wird, was einem guten bis sehr guten Gesundheitszustand entspricht.

Dennoch haben sich ja, wie die Zusammenfassung verdeutlicht, drei Items herauskristallisiert, die die Befragten als eher belastend empfinden. Dies sind neben der Hitze und der Schichtarbeit hauptsächlich ständiges Stehen. Hinsichtlich psychischer Belastungen und Unstimmigkeiten innerhalb des Sozial- und Organisationsklimas muss sich weniger Sorgen gemacht werden, da diese beiden Komplexe bei jedem abgefragten Item eine gute „Schulnote" bzw. Antwort im Schnitt erzielten.

Bei den Handlungsfeldern sollte stets die Verhaltens- aber auch die Verhältnisebene berücksichtigt werden. So zielen verhaltenspräventive Maßnahmen auf eine positive Veränderung der individuellen gesundheitsgefährdenden Muster ab. Das Verhalten des Einzelnen soll also in gesundheitlich relevanter Weise verbessert werden.

Verhältnispräventive Maßnahmen sollen durch eine Verbesserung der Lebens- und Arbeitsbedingungen Einzelner, Personengruppen, oder Arbeitssystemen, positiven Einfluss auf die Gesundheit nehmen. Dies betrifft folglich äußerliche Gegebenheiten wie zum Beispiel ein ergonomischer Sitzplatz. (Kauffeld, 2011, S. 238).

Nachfolgend nun die Handlungsschwerpunkte zu den drei meist belastenden Items:

Tab. 6: Handlungsschwerpunkte zu den drei meist belastenden Items

Bezug	Verhaltensebene	Verhältnisebene
Ständiges Stehen	Belastungswechsel durch organisierten Tätigkeitswechsel (Abläufe / Organisation)	Gestaltung der Rezeption mit Stehhilfen (Physische Umwelt)
Hitze	Ausreichende Wasserzufuhr (Verhaltensmuster)	Verbesserung der Temperatur und Luft Gegebenheiten; Atmungsaktive Teamkleidung (Physische Umwelt)
Schichtarbeit		Personenbezogene Voraussetzungen und Wünsche einbeziehen (Abläufe / Organisation)

Die Handlungsschwerpunkte sind auch gleich von oben nach unten hinsichtlich ihrer Priorität angeordnet. Das Ständige Stehen steht an erster Stelle, da es einerseits relativ einfach zu ändern ist, aber auch ernste Folgen mit sich bringen kann. So ist die statische Muskelarbeit, die beim Stehen geleistet werden muss, anstrengend und kräftezehrend. „Darüber hinaus ist bei längerem Stehen der venöse Blutrückfluß mangelhaft: das Blut staut sich in den Beinen. Es kommt zu Beschwerden und schließlich zu Krankheitsbildern wie Krampfadern und Entzündungen der Beinvenen" (Mall, 1994, S. 64).

Erholung ist unter anderem an einen Belastungswechsel geknüpft. Das bedeutet, dass man sich nur dann Erholen kann, wenn eine Belastung beendet wird, oder zumindest eine andere Belastung einwirkt (Kauffeld, 2011, S. 240). So kann nun ein Belastungswechsel durch einen Tätigkeitswechsel erfolgen, indem nach einer gewissen Anzahl an stehend verbrachten Trainerstunden zum Beispiel eine Stunde Telefonmarketing folgt, welches sitzend erledigt werden kann. Weiterhin kann auch hinsichtlich der Verhältnisse Besserung geschaffen werden, indem die Rezeption, an welcher bisher nur stehend gearbeitet wird, eine Stehhilfe oder gar Sitzgelegenheit erhält.

Bezüglich der belastenden Hitze sollten die Mitarbeiter angehalten werden, ihr Verhalten so zu verbessern, dass sie auf jeden Fall ausreichend Flüssigkeit in Form von Wasser zu sich führen, um so die Wasserverluste beim Schwitzen zu kompensieren. Auf der Verhältnisebene ließe sich eine luftigere Teamkleidung einführen oder gar eine Klimaanlage installieren, um die Raumtemperatur bewusst regulieren zu können.

Die Schichtarbeit bildet den letzten und eher untergeordneten Punkt, da diese zum einen mit einer durchschnittlichen Antwort von 2,3 nicht ganz so stark heraussticht, aber auch nur schwer zu ändern ist, da täglich 14 Stunden geöffnet ist und eben jemand anwesend sein muss. Hier kann auf der Verhältnisebene dafür gesorgt werden, dass die Schichtplanung so gestaltet wird, dass individuelle Wünsche oder Neigungen (Früh- und Spätaufsteher) berücksichtigt werden und zum Beispiel eine Wunschliste ausgeteilt wird, auf der jeder Mitarbeiter eine begrenzte Anzahl an Arbeitswünschen einbringen kann.

Da es sich nur um drei Handlungsschwerpunkte dreht, ist eine Priorisierung noch recht simpel, sollten aber zahlreichere Schwerpunkte ausfindig gemacht werden, könnte eine Maßnahmenpriorisierung durch die Befragung der Führungskräfte und betreffender Mitarbeiter mittels Scoring System gelingen.

Insgesamt sollte auch geprüft werden, welche Zielgruppen sich für welche Maßnahmen eignen, so braucht zum Beispiel ein sitzender Arzt, der eine beratende Tätigkeit ausübt, weniger bei Maßnahmen zum Verbessern des ständigen Stehens bedacht werden. Ebenfalls ließe sich in Gruppen hinsichtlich des Geschlechts unterteilen, da wie oben bereits angemerkt einige Belastungen von den Frauen wesentlich beanspruchender eingestuft werden, als von den männlichen Kollegen. So ließe sich zum Beispiel für die Frauen genauer analysieren, wie häufig und warum sie unter Rücken- und Kopfschmerzen leiden um anschließend auch hier gezielte Maßnahmen für diese Zielgruppe abzuleiten.

4   Probleme der Feldforschung

Was ein Feldsubjekt im scheinbaren Alltagsgespräch dem Forscher offenbart, unterliegt dem Datenschutz (Bortz & Döring, 2003, S. 341). Dies gilt auch für Fragebögen, die im optimalen Fall so gestaltet werden müssen, dass die Anonymität der Befragten gewahrt wird. Bei einer sehr kleinen Befragung mit nur 20 Personen, wäre es denkbar, dass aufgrund von sehr abweichenden Ergebnissen eines einzelnen Fragebogens Rückschlüsse auf die jeweilige Person gezogen werden können, wenn diese zum Beispiel alleine eine Führungsposition bekleidet.

Hat man so zum Beispiel gefragt, wie stark einen die getragene Verantwortung belastet und nur eine Person beantwortet dies in dieser Hinsicht, kann man annehmen, es handelt sich eben um diese eine Person, die durch die Führung bedingt so viel Verantwortung trägt.

Ein weiteres Problem der Feldforschung besteht in der mangelnden Zuverlässigkeit der Erklärungen (Wächter, 1995, S. 36). Es wird zwar klar ersichtlich, was Beschäftigte belastet oder wie sie ihren Gesundheitszustand einschätzen, warum sie dies aber eben so tun, oder warum Belastungen auftreten, bleibt erst einmal ungeklärt.

Meist herrscht auch eine unkontrollierte Erhebungssituation vor, was bedeutet, dass die Fragebögen irgendwo und irgendwann ausgefüllt werden und dementsprechend gering teilweise der Rücklauf der Fragebögen ausfallen kann. Eine Lösung wäre die Einteilung der Befragten in Gruppen, die dann unter gleichen Bedingungen und Anwesenheit eines Projektleiters zur selben Zeit befragt werden (Bortz & Döring, 2003, S. 252 f.).

5   Literaturverzeichnis

Belsch, S. (2015). *Mitarbeiterbindung: So sichern Sie Ihre wertvollste Ressource.* Hamburg: Igel.

Bödeker, W. & Barthelmes, I. (2011). *iga. Report 22. Arbeitsbedingte Gesundheitsgefahren und Berufe mit hoher Krankheitslast in Deutschland. Synopse des wissenschaftlichen Kenntnisstandes und ergänzende Datenanalysen* (1. Auflage). Berlin: AOK-BV, Essen: BKK BV, Berlin: DGUV, Berlin: vdek.

Bortz, J. & Döring, N. (2003). *Forschungsmethoden und Evaluation: für Human- und Sozialwissenschaftler.* (3. Auflage). Berlin: Springer.

Fergen, A. & Kurzer, B. (2005). *Psychische Belastungen beurteilen – aber wie? Eine betriebliche Handlungshilfe für Gefährdungsbeurteilungen.* (1. Auflage). Frankfurt am Main: IG Metall.

Hartmann, B. & Seidel, D. (2013). Epidemiologie arbeitsbezogener Muskel-Skelett-Erkrankungen. In Hartmann, B., Spallek, M. & Ellegast, R., *Arbeitsbezogene Muskel-Skelett-Erkrankungen: Ursachen, Prävention, Ergonomie, Rehabilitation.* Heidelberg: Hüthig Jehle Rehm GmbH.

Kauffeld, S. (2011). *Arbeits-, Organisations- und Personalpsychologie für Bachelor. Lesen, Hören, Lernen im Web.* Berlin: Springer.

Kieser Training (2015). *Über Kieser Training.* Aufgerufen am 15.07.2015. Verfügbar unter http://www.kieser-training.de/unternehmen/ueber-kieser-training

Mall, G. (1994). *Total-quality-Management, ISO 9000 und die betriebliche Arbeitsmedizin: praktische Aufgaben des Betriebsarztes zur Verbesserung der Prozessqualität.* Renningen-Malmsheim: expert.

Meyer, M., Mpairaktari, P. & Glushanok, I. (2013). Krankheitsbedingte Fehlzeiten in der deutschen Wirtschaft im Jahr 2012. In B. Badura et al. (Hrsg.), *Fehlzeiten-Report 2013: Verdammt zum Erfolg – die süchtige Arbeitsgesellschaft? Zahlen, Daten, Analysen aus allen Branchen der Wirtschaft.* Berlin: Springer.

Oldenburger, J. (2015). *Untersuchung der Arbeitsbelastungen und gesundheitlichen Beeinträchtigungen der Pflegekräfte unter besonderer Berücksichtigung des Migrationshintergrundes.* Hamburg: disserta.

Raspe, H. (2012). *Gesundheitsberichterstattung des Bundes. Heft 53 Rückenschmerzen.* Robert Koch-Institut: Berlin.

Schwartz, F., W. (2010). *Arbeitsbedingungen und Befinden von Ärztinnen und Ärzten: Befunde und Interventionen.* Köln: Deutscher Ärzte.

Seitz, H. (2010). *Arbeitsmotivation und Arbeitszufriedenheit: dargestellt am Beispiel operativ und nicht operativ tätiger Krankenhausärzte.* Wien: Facultas.

Stalzer, L. (2007). *Handbuch der Marktforschung.* Wien: Facultas.

Unfallkasse des Bundes (2015). *Gute Fragen für mehr Gesundheit. Die Mitarbeiterbefragung der Unfallkasse des Bundes für ein fundiertes Betriebliches Gesundheitsmanagement.* Wilhelmshaven. Aufgerufen am 26.07.2015. Verfügbar unter http://www.uk-bund.de/downloads/Gesundheitsf%C3%B6rderung/Mitarbeiterbefragung%20BGM/Brosch%C3%BCre_UK_Bund_Mitarbeiterbefragung_2010.pdf

Wächter, H. (1995). *Selbstverständnis betriebswirtschaftlicher Forschung und Lehre. Tagung der Kommission Wissenschaftstheorie.* Wiesbaden: Springer Fachmedien.

Zok, K. (2010). *Gesundheitliche Beschwerden und Belastungen am Arbeitsplatz. Ergebnisse aus Beschäftigtenbefragungen.* Berlin: KomPart Verlagsgesellschaft mbH & Co. KG.

6   Abbildungs- und Tabellenverzeichnis

6.1   Tabellenverzeichnis

6.2   Abbildungsverzeichnis

6.3 Abkürzungsverzeichnis

Abb. = Abbildung

bzw. = beziehungsweise

f. = folgend

S. = Seite

Tab. = Tabelle

Ø = Durchschnitt

♀ = weiblich / Frauen

♂ = männlich / Männer

BEI GRIN MACHT SICH IHR WISSEN BEZAHLT

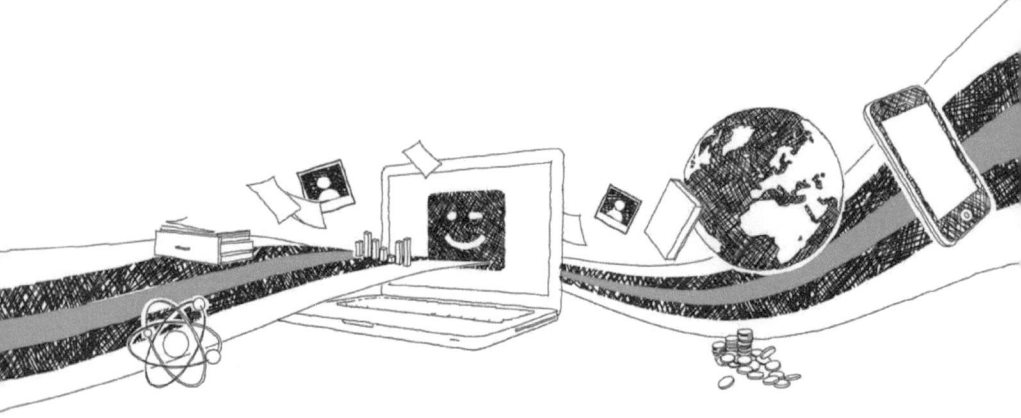

- Wir veröffentlichen Ihre Hausarbeit, Bachelor- und Masterarbeit

- Ihr eigenes eBook und Buch - weltweit in allen wichtigen Shops

- Verdienen Sie an jedem Verkauf

Jetzt bei www.GRIN.com hochladen und kostenlos publizieren

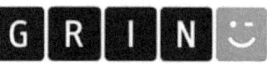